AF384524

# DE L'INSPECTION MÉDICALE

# DES EAUX MINÉRALES

Près les établissements thermaux.

NOTE SUR CETTE QUESTION D'ACTUALITÉ,

Par M. le Dr SALES-GIRONS.

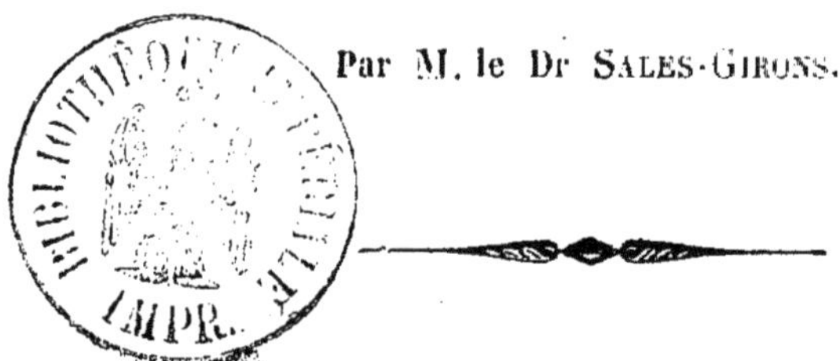

## § 1. *État de la question.*

Les eaux minérales naturelles, que l'Administration publique avait toujours honorées de sa surveillance médicale, sont à la veille, dit-on, d'être abandonnées par elle, sous le prétexte de cette liberté, après laquelle aspirent, dit-on encore, de nos jours toutes les industries privées.

S'il en était vraiment ainsi, c'est-à-dire, si l'Administration consentait à cet abandon volontaire, même sous un si louable prétexte, il serait impossible qu'elle ne fût pas la victime d'une erreur, et que cette erreur ne portât ses effets sur l'estime qu'elle a toujours faite des eaux minérales, en les considérant comme médicaments.

Il résulte, en effet, de nos informations que les eaux minérales ont été dépréciées à ce titre, et que l'argument auquel céderait l'administration, serait celui qui les représente comme des médicaments pouvant sans danger être assimilés aux liquides qui servent d'ordinaire pour l'alimentation.

Or, on ne déprécie pas mieux les médicaments que .

lorsqu'on les réduit aux conditions des aliments. Mais la science proteste contre une pareille assimilation, surtout lorsqu'il s'agit des eaux minérales, de celles, au moins, qui forment aujourd'hui les principaux Établissements thermaux de la France.

Comment faire valoir cette protestation ?

En cet état de chose, il semble que si la médecine, compétente dans l'espèce, venait prouver à nouveau, ce qui est avéré pour elle, à savoir, que les eaux minérales sont un médicament et dans la meilleure acception du mot, il n'en faudrait pas davantage peut-être pour édifier l'administration et, par le fait, la détourner du projet qu'on lui prête, si jamais elle l'a conçu.

Nous allons tenter ce travail, sans la moindre prétention d'arriver jusqu'à elle pour modifier ses desseins; et comme la brièveté, par le temps qui court, doit être la forme des choses utiles, nous ne prendrons que les preuves qui font pour ainsi dire relief, et nous les exposerons le plus succinctement qu'il nous sera possible.

Prouvons donc que les eaux minérales naturelles, dont il s'agit ici, sont bien des médicaments et non pas des aliments. Cela fait, nous établirons les raisons spéciale qu'aura toujours l'administration publique de les tenir sous sa surveillance au moyen d'un médecin qui ne relève que d'elle.

## § II. *Les Eaux minérales naturelles sont de vrais médicaments.*

Au point de vue pratique, les eaux minérales, du moins près des sources qui les produisent ou dans leurs établissements thermaux respectifs, peuvent passer, à bon droit, comme le médicament par excellence des maladies chroniques.

Lorsque la pharmacopée a épuisé sur un malade de cette catégorie toutes les ressources de sa matière médicale, le plus souvent sans succès, les médecins le dirigent en confiance vers une station thermale, d'où il revient ordinairement mieux portant, sinon guéri.

Deux cent mille malades en France, ce chiffre n'est pas exagéré, attendent, d'une saison thermale à l'autre, que les eaux minérales s'ouvrent, pour aller puiser près d'elles le soulagement ou la cure des affections qui résistent à domicile aux agents les mieux appropriés.

Une substance qui se présente avec cette supériorité sur toutes celles que personne ne craint de nommer des médicaments, nous semble mériter ce titre au moins aussi bien et dûment qu'elles.

Telles sont les eaux minérales naturelles près des sources, comparées à ce que la science la mieux autorisée appelle des médicaments, et le vulgaire des remèdes.

Au point de vue pratique, les eaux minérales sont donc des médicaments au premier titre.

Mais produiraient-elles peut-être leurs effets curatifs en tant qu'aliments? Nous devons répondre même aux *peut-être*, et c'est ce que nous allons faire en distinguant par leur critérium différentiel les médicaments des aliments.

## § III. *Différence effective des médicaments et des aliments.*

Cette différence ne peut être constatée que par les effets respectifs que les médicaments et les aliments produisent sur l'organisme vivant ; prenons-les donc les uns et les autres sur le fait dans ce terrain commun.

Sommairement comparés, on peut dire que l'aliment agit dans le sens de l'organisation et que le médicament agit dans le sens contraire. Expliquons cette différence, qui va jusqu'à la contrariété d'action.

L'aliment opère dans l'organisme en se laissant assimiler et en devenant, par cette assimilation même, partie intégrante et composante de nos organes; de là l'aphorisme physiologique : *Panis et vinum sunt caro in potentia*, c'est-à-dire, par la digestion. L'aliment agit donc dans le sens normal de l'organisme sain.

Le médicament opère, lui, en s'opposant à une pareille digestion; en effet, il peut faire vomir, si c'est un émétique; il peut susciter la fièvre si c'est une préparation de quinquina. Dans tous les cas, même dans ceux où l'effet apparaîtra le moins au dehors, il produira un trouble, une subversion organique, dont les médecins les plus attentifs ont cru pouvoir faire une sorte de maladie : la *maladie thérapeutique* ou *du médicament*.

Le médicament agit donc dans le sens anormal de l'organisme sain. Nous allons voir qu'il faut qu'il agisse ainsi pour répondre à l'intention médicale qui l'emploie.

Selon cette conception pathologique, l'organisme malade est un organisme dévié, déséquilibré, dégénéré dans un sens, et le médicament le mieux approprié à la maladie est celui qui y suscitera une déviation, une dégénération dans le sens inverse. Les maladies ne guérissent que par les mouvements qui leur sont contraires ; seulement, il faut ne pas prendre le mot *contraire* dans une signification autre que celle que lui a donnée Hippocrate : il signifie ici antipathique, ou mieux allopathique, et ne préjuge rien de l'espèce d'opposition que doit faire l'affection médicamenteuse avec l'affection spontanée. C'est au médecin à apprendre, par son expérience à lui et par celle de ses prédécesseurs, à bien connaître les médicaments qui, dans des maladies données, doivent produire les affections allopathiques, c'est-à-dire celles qui les guérissent. C'est même en ceci que le médecin qui a l'habitude d'un médicament et de ses divers modes d'administration, sera plus expert dans ses applications et ne pourra être qu'imparfaitement suppléé par un autre.

Mais cette considération viendra utilement en son temps; restons ici dans nos limites, en concluant, du parallèle succinct qui précède, que les aliments ne sauraient être assimilés aux médicaments, et qu'il y a entr'eux la même différence proportionnelle qu'entre la santé et la maladie ; qu'il y a, dis-je, entr'eux, la différence de l'action et de la réaction. En effet, pourrait-on dire, l'aliment est fait pour agir dans l'organisme et le médicament est fait pour y réagir (1).

Le vulgaire a le même sentiment de cette différence : ainsi, il ne dit pas qu'on *mange* les médicaments ; le manger est pour lui l'expression sommaire de l'alimentation; il sait qu'ils ne sont pas faits pour nourrir ni pour satisfaire la faim; il sait qu'ils n'ont ni bon goût ni bonne odeur, deux conditions ordinaires des aliments; il sait, enfin, que les aliments se mangent par masses et que les médicaments se prennent par doses fractionnées, etc.

Ajoutons encore que pour le médecin, il est si vrai que les médicaments sont tout autre chose que les aliments, ou que leur action dans l'économie est différente, que lorsqu'il formule une médication active, il supprime de l'alimentation, afin que l'action voulue n'en soit pas contrariée. La diète est la compagne ordinaire de la thérapeutique.

La médecine ne s'attendait pas probablement à être mise en demeure de prouver, après plus de vingt siècles de pratique fondée sur ce principe, que les médicaments ne sont pas la même chose que les aliments; mais elle ne s'attendait pas davantage à la nécessité de prouver que les eaux minérales sont des médicaments.

Les médicaments ayant sur l'organisme des effets propres qui les distingueront toujours des substances alimentaires, il nous reste à prouver, que les eaux minérales produisent ces mêmes effets, et qu'elles sont, par conséquent, de véritables médicaments.

______

(1) Nous croyons inutile d'avertir que les mouvements curatifs que semblent produire les médicaments, c'est l'organisme qui les produit par le fait de l'impression des médicaments. C'est toujours la vie organique qui fait la vertu curative des remèdes; c'est toujours elle qui guérit.

### § IV. *Les eaux minérales produisent dans l'organisme de vrais effets médicamenteux.*

Hippocrate, qui interdisait déjà l'usage des eaux minérales comme boisson ordinaire ou dans l'alimentation, n'ignorait donc pas qu'elles produisent sur l'économie organique des actions qui ne sont point de celles des aliments, mais qui sont contraires. On savait donc, à cette époque reculée, que les eaux minérales sont des médicaments (1).

De l'expérience de tous les médecins qui ont connu les eaux minérales, de ceux-là particulièrement qui ont pratiqué près des sources, il résulte un témoignage unanime, qui prouve que les eaux minérales provoquent des réactions morbides, des congestions, etc., dans l'organisme. Ainsi, il n'est pas rare qu'elles provoquent une excitation sur la maladie elle-même ou sur l'organe malade ; il n'est pas rare non plus qu'elles éveillent la susceptibilité d'un organe correspondant, à titre de dérivation ou de métastase; il est assez fréquent qu'elles provoquent des mouvements généraux et perturbateurs sur les fonctions digestives, sur la circulation, sur l'enveloppe cutanée ou sur les muqueuses, sur le système musculaire ou les articulations, etc.

La médecine des eaux a inscrit dans ses livres didactiques une *fièvre thermale*, dont le nom indique la cause, et dont la thérapeutique a constaté les effets. Enfin, il n'est pas d'ou-

---

(1) Le lecteur ne s'y trompera pas sans doute : Les eaux minérales que nous disons être des médicaments et agir comme eux, sont celles, nous en avons averti, qui possèdent une minéralisation notable qui ont fait preuve d'action, et qui ont des établissements thermaux. Les eaux minérales, dites de table, simplement gazeuses ou carboniques n'entrent pas, pour le moment, dans notre travail.

vrage spécial à la cure hydro-minérale qui n'ait ses trois chapitres : Des *contre-indications*, des *précautions* et des *dangers* qu'il faut connaître dans la pratique des eaux.

M. Mélier, inspecteur général des établissements sanitaires de France, laissera à la pratique l'aphorisme suivant : *il n e faut pas jouer avec les eaux !*

Le plan d'une note abrégée ne nous permet pas d'entrer dans les détails particuliers des actions diverses que produisent les eaux selon leur minéralisation, selon les maladies et selon la constitution propre des malades. Les écrits qui forment la science hydrologique les ont consignées, et l'observation spéciale en précise tous les jours de nouvelles.

Les eaux minérales agissent donc sur l'économie organique exactement à la manière des médicaments. En ajoutant les améliorations et les cures qu'elles opèrent à la suite, nous sommes autorisés à déclarer, sans conteste, qu'elles sont de véritables médicaments.

Tout, jusqu'au régime alimentaire ou diététique qu'il faut observer au début, pour ne point distraire ou amoindrir leurs effets curatifs, prouve que les eaux sont des médicaments.

Il nous reste à exposer pourquoi les eaux minérales sont des médicaments d'une nature supérieure aux autres.

§ V. *Les eaux minérales sont des médicaments d'une nature supérieure.*

Pour démontrer ce point nouveau de notre thèse, nous n'aurons pas besoin d'emprunter l'exagération à laquelle ont donné lieu les eaux minérales comme médicament, soit à raison de leur provenance souterraine, de leur température, de leur soufre, etc.; soit à raison des cures inattendues qu'elles ont produites. Aujourd'hui la science explique le merveilleux; mais en supprimant les noms divins qu'elle employait au moyen-âge, la médecine n'en reconnaît pas moins ce qu'il y avait de réel sous ces témoignages d'admiration.

Ainsi les principes minéraux qui caractérisent les eaux, pour ne plus être sous le patronage astrologique d'une planète, n'en ont pas moins les vertus plus actives que la chimie reconnaît aux *corps naissants* aujourd'hui. Les études de l'électricité et de l'azone feront le reste.

Les eaux minérales sont des médicaments naturels; et sous cet adjectif, tels des plus éminents hydrologues du jour ne craignent pas de comprendre, comme Bordeu, qu'elles sont des médicaments organiques sinon vivants.

En conservant le nom de mélanges aux agents complexes préparés par la pharmacie, la science convient que les eaux minérales sont des combinaisons supérieures, dont la synthèse parfaite ramène à l'unité l'excipient et la matière médicinale qui les compose.

Qui oserait soutenir à présent qu'un demi verre d'eau sulfureuse de Bonnes doit les effets qu'elle produit à la dose infinitésimale des corps qui la minéralisent ?

Quel autre médicament de nos laboratoires réalise la synthèse parfaite de l'excipient inerte et de la matière active, jusqu'à en faire un agent un et indivisible ?

Il n'y a que les eaux minérales naturelles dans ce cas. Que l'on médite sur le privilège unique.

De ces considérations touchant le médicament, rapprochons les considérations touchant la médication ; c'est-à-dire, la manière d'agir des eaux minérales sur l'organisme.

Sans que cette manière d'agir soit d'une autre nature au fond, il n'en reste pas moins avéré pour l'hydrologue pratique, que les eaux ont avec nos tissus et nos humeurs une affinité thérapeutique qui les distingue excellemment de tous les autres produits de la pharmacopée. Les modifications qu'elles impriment à la vitalité générale et locale, selon leur espèce, portent un cachet d'aptitude qui ferait supposer qu'elles ont, avec l'organisme malade, une correspondance intime qui ressemble à une destination prévue.

Le travail que les eaux minérales suscitent dans l'écono-

mie, soit durant la cure, soit après une incubation plus ou
moins à terme, est caractérisé, pour l'observateur attentif,
par des crises qu'on différencie aisément à leur avantage :
ainsi, telle affection à périodicité hivernale, qu'on vient
soigner aux eaux durant l'été, ou en son absence, et qui sera
guérie ou fort amoindrie à la saison prochaine de sa période.
Les sources de Vichy réalisent des exemples de cette espèce
par milliers; les sources sulfureuses les réalisent d'une autre
espèce et non moins remarquables.

Nous avons dit que nous n'exhumerions pas ici le *quid
divinum* que les anciens trouvaient dans les eaux minérales
et dans leurs modes d'action interne ; mais, en présence de
la spécialité qui caractérise les mouvements curatifs qu'elles
produisent, nous comprendrions que, pour les distinguer des
drogues mortes qui gisent dans les bocaux du pharmacien,
on leur supposât, outre le *quid organicum* qu'elles possèdent
en réalité, un *quid vivum* pour rendre raison de l'excellence
des propriétés thérapeutiques qui les distingue.

Si dans le précédent paragraphe nous avons démontré
que, par le bien qu'elles font et le mal qu'elles pourraient
faire, les eaux minérales sont des médicaments, nous
croyons avoir aussi bien démontré dans celui-ci que, par
leur admirable synthèse et leur action spéciale sur l'économie, elles sont des médicaments d'une essence supérieure.

Si donc, le Gouvernement avait eu un instant la pensée de
leur retirer le patronage médical qu'il doit aux véritables
médicaments, nous pensons humblement que cette idée
devrait s'évanouir devant ces démonstrations.

§ VI. *Les eaux minérales sont encore des sources de santé
et de richesse publiques.*

Mais il faut tout prévoir : les eaux minérales peuvent

être des agents de médication supérieure et, faute d'emploi, c'est-à-dire, faute de médecins qui les ordonnent et de malades qui aillent les prendre, ne pas comporter la surveillance de l'administration. Les meilleures choses, si elles sont ignorées et sans usage, ne méritent pas l'attention des gouvernements.

Il nous resterait donc à établir que, de tous les médicaments, en France, les eaux minérales représentent ceux qui sont les plus ordonnés et qui ont le plus de consommateurs; ceux qu'on paye néanmoins le plus cher; ceux qu'on va chercher le plus loin ; ceux enfin qui produisent le plus de guérisons et le plus d'argent.

Mais ceci n'est qu'une question de chiffres, et l'administration supérieure qui les reçoit de tous les établissements thermaux, n'a qu'à ouvrir les registres de ces chiffres ; elle en sait mieux que nous la valeur matérielle et morale. Nous la résumerons en deux points.

1° Les maladies chroniques fournissent la clientèle des eaux minérales; c'est dire qu'il leur est échu la meilleure part du cadre pathologique sous tous les rapports. (Voir le nombre des malades qui sont allés aux eaux en 1862.)

2° Les localités qui possèdent les sources minérales seraient en général, par leur situation géologique et industrielle, les plus pauvres de la France ; or, elles sont les plus riches avec ce seul produit. (Voir la somme approximative que les malades ont laissée en 1862 aux stations thermales.)

En parlant de la santé publique, il ne faudrait pas oublier de signaler celle qu'un gouvernement paternel comme celui de la France a le plus à cœur ; nous voulons dire la santé des pauvres.

L'assistance publique, dont la sollicitude va croissant d'une année à l'autre, a laissé dans les établissements thermaux des chiffres encore plus éloquents que ceux que nous venons d'indiquer.

Et après les glorieuses campagnes qui viennent d'avoir

lieu en Europe et dans le monde, qui peut dire, et par le nombre et par la gravité des maladies, les services qu'auront rendus les eaux minérales à la médecine militaire, qui en fait plus de cas que jamais.

(Voir, dans les Rapports respectifs, les chiffres des soldats, des pauvres et des fonctionnaires inférieurs, qui ont été traités aux eaux minérales dans ces dernières années.)

Partant de la supposition que, pour que l'administration fît aux libertés industrielles le sacrifice du patronnage médical qu'elle exerce sur les eaux minérales, il fallait que celles-ci eussent été dépréciées près d'elle en leur qualité de médicament, nous aurons fait œuvre opportune peut-être en élevant jusqu'à l'évidence :

1° Que les eaux minérales sont des médicaments supérieurs ;

2° Qu'elles sont des sources de santé et de richesses publiques.

Entre ces deux preuves, nous avons cru devoir intercaler celle qu'on nous a dit répondre à une présomption du moment : nous avons prouvé, dis-je, qu'une assimilation des eaux minérales avec les liquides alimentaires, serait une erreur plus préjudiciable cent fois que les franchises voulues ne seraient utiles.

Tous ces points seront fortifiés dans les paragraphes qui vont suivre.

§ VII. *De l'inspection médicale et des raisons qu'on donne pour la mettre en question.*

A ce terme avancé de notre tâche, le plus délicat de la question est encore à venir. Il nous reste à démontrer que les Eaux minérales, en tant que médicament, se trouvent dans des conditions telles, qu'elles réclament protection et surveillance. Ce que comprenant, l'administration supérieure a donné le mandat de cette surveillance protectrice à un médecin, qu'elle a nommé *Médecin inspecteur*. Tel est l'état actuel; nous en dirons bientôt les raisons et le droit.

Mais aujourd'hui, sous prétexte de libertés industrielles, nous l'avons dit, et tout en reconnaissant que les eaux sont des sources de richesse et de santé publiques, en admettant même que la médecine doit présider à leur exploitation, il y a des hommes qui pensent que l'inspection autorisée, gênant la propriété privée, sa suppression est une mesure opportune; et ils vont jusqu'à promettre, pour un médecin officiel supprimé, dix médecins officieux et plus empressés.

Ainsi tout serait profit sous un régime plus libéral.

Mais on peut n'être pas de cet avis; on peut même être d'un avis contraire; c'est à dire, soutenir que ce qui est n'aurait jamais les inconvénients de ce qui viendrait à sa place.

Nous ne voulons pas nous faire un argument favorable de l'état de prospérité exceptionnelle où le régime actuel a porté les établissements thermaux en France; quoique dans la pratique cet argument fût d'une certaine valeur, nous en ferons volontiers le sacrifice pour traiter plus radicalement la question.

C'est l'inspection médicale des eaux qui est en cause, c'est d'elle que nous allons parler, avec l'intention de prouver que tous les médecins libres n'auraient jamais l'effet utile du médecin inspecteur.

Mais d'abord, le prétexte des libertés à rendre à l'exploitation des eaux minérales pourrait faire soupçonner que l'inspection médicale y est une source de servitudes. Voyons donc les rapports que, par ses fonctions, le médecin-inspecteur peut avoir avec les malades, avec les médecins ses confrères exerçant près de lui et avec le propriétaire ou les fermiers des établissements.

1° *Avec les malades*. Le décret de janvier 1860 a rendu

aux malades une liberté qui va jusqu'aux imprudences les plus regrettables, puisqu'aux termes de ce décret, ils peuvent demander, se faire servir et s'administrer eux-même les eaux selon tous les caprices de leur ignorance. L'inspecteur n'est là que pour les secours ultérieurs, s'il y a accident; ne pouvant prévenir, il reste pour subvenir autant que possible.

Les malades enfin, dans les établissements thermaux sont libres de cette liberté qu'ils sont loin d'avoir chez le pharmacien, où l'ordonnance médicale est toujours exigée pour obtenir un médicament de quelque activité.

A plus forte raison sont-ils libres, les malades, de prendre dans la station thermale tout autre médecin que l'inspecteur, puisqu'ils peuvent prendre les eaux sans médecins.

2° *Avec les médecins ses confrères.* Ici la liberté, l'égalité, nous voudrions pouvoir dire encore la fraternité, sont aussi complètes que possible. Dès l'origine de l'institution, les règlements, par respect pour cette égalité professionnelle, ont voulu que les prescriptions et la pratique du premier médecin venu, eussent la même valeur aux eaux minérales que celle du médecin inspecteur. Il n'y a pas de différence ; celle même que fait la loi entre le docteur et l'officier de santé s'efface près des établissements thermaux.

Ainsi, eu égard à l'inspection médicale, les malades sont vraiment trop libres, et les médecins le sont tout à fait.

3° *Avec les propriétaires, les fermiers, etc.* Comme c'est de la liberté de ceux-ci qu'il s'agit dans la pensée d'un Projet qui plaide pour leur initiative individuelle, nous allons en faire un examen spécial Si nous ne démontrons pas qu'ici la liberté est entière, nous ferons voir au moins que la sécurité compense les petits sacrifices qu'il faut en faire, et qu'en somme l'ordre y gagne certainement plus que la libre propriété n'y perd.

## § VIII. *L'inspection médicale dans ses rapports avec les propriétaires et les fermiers des eaux (1).*

Les raisons que nous allons donner ici sont moins les nôtres que celles qui ont présidé en principe à cette institution.

L'administration supérieure, gardienne des intérêts généraux, a dit aux propriétaires: Vous êtes sans contredit les maîtres absolus de vos eaux; mais si vous voulez les exploiter comme médicaments, c'est-à-dire à l'usage de la santé publique dont j'ai la sauve-garde, vous encourez pour elles l'honneur de ma protection, que je réaliserai en une inspection médicale dont le bon concours vous est assuré.

Ainsi, c'est uniquement parce que les eaux minérales seront exploitées comme médicament public, qu'elles appellent la surveillance protectrice de l'administration. Le droit à cette surveillance est dans le devoir qu'a un gouvernement de donner ses garanties à la santé publique. Il n'est meilleur

(1) Le mot *Propriétaire* reviendra si souvent dans le texte de ces paragraphes, qu'il sera convenable pour l'oreille, de le remplacer quelquefois par celui de *Fermier*. Quoique la différence que nous faisons entre les deux soit grande, elle n'est cependant que du plus au moins. De sorte que chacune des possibilités que nous allons appliquer au propriétaire, pourrait être appliquée au fermier en ayant seulement le soin d'y ajouter : *a fortiori*.

Je veux dire que tout ce qui, en l'absence de l'inspection médicale, serait possible à la propriété, serait plus que possible à la ferme ; celle-ci n'étant d'ordinaire qu'une spéculation purement industrielle ou lucrative.

Il est encore bien entendu que le mot *Propriétaire* n'est ici qu'un terme abstrait. Les personnes n'y sont pas seulement sauves, elles en sont absentes. Celles que nous connaissons le mieux, nous ont donné une telle idée de leur dévouement intelligent à leur propriété, que nos hypothèses ne sauraient les atteindre même dans notre pensée. Si peu que cela eût pu être, nous ne nous les serions pas permises.

droit que celui qui naît d'un grand devoir, et rien n'est plus grand que la santé.

L'Inspection des eaux est instituée; quelle est son intention posititive? nous verrons plus loin son intention préventive.

Dans l'intention du gouvernement, l'inspection médicale s'exerce d'abord sur la bonne conservation et les meilleurs usages des eaux minérales ; deux soins qui doivent intéresser autant les propriétaires que les malades.

Il importe ici de mettre en relief le bien qu'on veut obtenir, avant de voir le mal qu'on veut prévenir. Pour cela il faut comprendre que l'inspection médicale, qui marque la sollicitude de l'administration pour la santé publique, ne marque pas moins le prix qu'elle fait des eaux minérales, et l'estime qu'elle voudrait par le fait inspirer aux propriétaires pour le médicament qu'ils possèdent. Là est le nœud de la question : en voici les conséquences.

S'il comprend bien cette intention, le propriétaire des eaux s'en fera une idée plus élevée que des autres produits du sol ; le médicament protégé par l'administration lui paraît d'une possession respectable et le médecin chargé d'y veiller lui fait honneur. Avec cela il peut rêver les plus beaux succès pour ses sources, que la pensée d'en faire industrie et marchandise lui semblera indigne. Il s'associera donc à l'administration et à l'inspection pour les tourner au plus grand profit du bien général. La dignité des eaux fait la dignité du propriétaire ; et la dignité des eaux vient de l'estime première qu'en fait l'État en les prenant sous sa surveillance comme médicament d'utilité publique.

Il est si vrai que dans ces sentiments se réalisent en effet les succès, que si l'on prend les stations thermales dont la prospérité s'est élevée le plus rapidement ou le plus haut, on trouve que ce sont précisément celles dont les propriétaires sont entrés volontiers dans la pensée de l'administration, et par contre, que celles qui sont restées en souffrance sont celles dont les propriétaires ont méconnu cette pensée en se mettant en opposition avec l'inspection médicale, qui la représente.

Il serait à souhaiter que l'inspection médicale, comprise ainsi par son côté positif, fût acceptée pour ce qu'elle est en vérité, savoir, une assistance réelle et honorable donnée au propriétaire. Malheureusement il a fallu prévoir qu'au lieu d'assister et de concourir, elle peut être obligée de faire obstacle. C'est le côté négatif de toute institution que de s'opposer à la possibilité du mal ou du désordre.

En quoi donc peut consister le mal à prévenir ici ? Tout simplement en ce que le propriétaire, au lieu de faire de ses eaux l'estime voulue par l'État, en fasse une estime différente, en vue d'une spéculation contraire au but du médicament, qui est la santé publique.

Les propriétaires et les fermiers pourraient-ils donc faire de leurs eaux autre chose que ce qui est dû?

On répond à cette question délicate en disant, d'abord, que l'eau minérale est un médicament dont l'intégrité de composition naturelle et les usages appropriés font les vertus et la confiance, et ensuite, qu'il y aurait telles occasions où la propriété pourrait trouver son intérêt actuel à négliger ou à dénaturer cette composition, et par le fait, se mettre en désaccord avec l'intérêt général.

Et pourquoi le médicament demanderait-t-il plus de garanties qu'on n'en donne aux autres produits mercantiles, aux aliments, par exemple?

Parce que le médicament est une chose toute de confiance, et qu'il échappe à la suffisante connaissance du public qui en use, par sa quantité, sa qualité et son intégrité. Dire que le public trompé s'adressera à d'autres eaux, lorsque celles-ci lui auront fait du mal ou ne lui auront pas fait le bien attendu, c'est ne pas prévoir la sévère réponse du médecin : alors il sera *trop tard* pour le malade !

Il faut douter qu'en fait de médicament, la morale permette jamais au libre-échangiste le plus avancé de faire valoir son suprême argument : *que le public se garde lui-même.* Honneur aux gouvernements qui gardent le public dans les cas importants comme celui-ci, où l'on ne peut donner que sa confiance !

Considérant l'institution qui nous occupe par son côté préventif, nous venons de voir que, les eaux minérales pouvant être détournées de leur destination thérapeutique dans un intérêt plus ou moins industriel de la propriété, l'État avait dû pourvoir à cette éventualité possible en donnant à l'inspection médicale mandat à cet effet ; ce qui nous a fait dire qu'elle était assistance dans le bien, mais au besoin obstacle et résistance au mal. L'inspection médicale est encore mieux que cela : sa présence empêche l'idée du possible.

En cet état de choses, nous pouvons être de l'avis de ceux qui pensent que la médecine ne fera pas défaut aux établissements thermaux ; mais ils doivent être du nôtre, lorsque nous dirons que ce qui distinguera utilement pour l'effet voulu le médecin inspecteur de tous les autres médecins, que le propriétaire peut envoyer promener s'ils n'entrent pas dans ses vues, c'est l'indépendance que lui fait son titre de fonctionnaire du gouvernement à l'égard de ce même propriétaire.

Il faut cette indépendance, et rien ne saurait en tenir lieu le cas échéant d'une opposition nécessaire. La haute moralité d'un médecin sans titre ne lui donne que le droit de se retirer et de laisser faire ; la même moralité de l'inspecteur médecin, jointe à son indépendance de fonctionnaire, lui fait un devoir de rester et le droit de résister.

La différence nous paraît assez notable.

§ IX. *L'utilité de l'inspection jugée par les conséquences de sa suppression,*

Après avoir fait juger de l'inspection médicale par ses fruits et l'avoir démontrée bonne, utile et nécessaire par elle-même, il reste à en juger l'utilité et la nécessité par sa suppression. Ainsi, essayons de la supprimer par la pensée

2

et voyons, avec les partisans des libertés modernes, non pas ce qui arrivera, Dieu nous préserve d'avoir une aussi triste opinion de l'humanité! mais seulement ce qui pourait arriver.

Or, ce qui est possible suffit à la loi pour se mettre en garde.

L'administration supérieure avait bien vu que les propriétaires d'eaux minérales exploitées, ne pourraient pas se passer de médecins; mais, dans sa prévoyance *du possible*, elle avait jugé plus prudent de leur en donner un que de le. leur laisser prendre. Qui mieux qu'elle d'ailleurs pouvait le choisir honnête, capable ? etc.

L'administration avait-elle prévu ce que nous allons voir? c'est probable; réalisons notre pensée de suppression.

L'inspection médicale n'est plus, le médecin inspecteur a disparu des établissements, et les médecins libres y sont accourus.

Si le libéralisme du jour aime la concurrence, il va être servi à souhait : trois praticiens pour les plus petites stations thermales, trente pour les plus grandes. L'émulation est à son comble ; les convenances réciproques sont assez bien gardées, l'honneur est sauf. Tout est pour le mieux sous le meilleur des régimes possibles.

Les malades sont bien soignés, les eaux coulent à flots, la propriété triomphe, les libertés sont satisfaites; c'en est fait du passé; le progrès a vaincu.

Tout nouveau, tout beau ! Mais au sein de ce zèle et de ces prospérités, il faut voir poindre un élément destiné à modifier l'aspect de la scène. Nous ne parlons que de ce qui est possible; c'est bien entendu.

Le propriétaire des Eaux est maître absolu du terrain, et dans l'établissement thermal on est chez lui dans toute l'acception du mot. Donc, être agréé du plus grand nombre des malades est sans contredit l'honorable ambition des médecins libres ; mais plaire au propriétaire serait d'une ambition bien plus intelligente pour les conséquences prochaines.

De son côté, le maître, content de tous ces médecins, ne deut pas les aimer également tous; il jette le dévolu de son affection sur l'un d'eux, c'est naturel ; il lui donne sa préférence sur les autres ; il le favorise de sa recommandation toute puissante ; il lui ouvre, et les petites portes de l'établissement, etc., etc.

J'abrège ; que va-t-il sortir de ces bons rapports ?

Il n'est pas difficile de le dire : il va en sortir naturellement un médecin-inspecteur ; avec cette différence que, sous l'ancien régime, l'inspection médicale relevait de l'État, et que sous le nouveau elle va relever du propriétaire.

L'inspection médicale aux eaux minérales est d'une nécessité tellement inhérente à la nature des choses, que lorsqu'on en rapproche les conditions, elle se forme d'elle-même, fournissant ainsi le meilleur argument contre ceux qui veulent la supprimer.

Et maintenant que l'inspection médicale vient de la propriété, ou que le médecin-inspecteur est l'homme du propriétaire, le remède en sera-t-il mieux gardé ?

Je laisse à l'homme le moins habitué à prévoir les possibilités de ce genre, le soin de répondre à cette question.

Sous le régime supposé ici, tout doit venir du propriétaire : son initiative est sans obstacle. S'il veut que le médicament soit bien tenu, son médecin s'en réjouira sans doute ; mais s'il ne le veut pas, qu'y pourra faire son médecin ?

Où est le droit de plainte pour la confiance trompée des malades, et au besoin le droit de protester qu'avait le médecin inspecteur du gouvernement ?

Et les intérêts privés, qui sont en jeu de tant de manières dans une organisation complexe comme celle d'un établissement thermal, ne sont-ils donc plus rien à prévenir ? Il y a telle station dont la source principale rendrait le médicament plus parfait, si l'on fesait cinquante francs de dépense à sa captation ; mais le maître trouve que l'eau en est assez bonne comme cela ; qui le détournera de cette manière de voir, s'il y tient ?

Ceci nous remet en mémoire que le Ministère de l'agriculture, en présence des petites difficultés de ce genre, s'est vu obligé de donner à l'inspecteur pouvoir de faire exécuter toute réparation d'urgence, dont les frais ne dépassent pas le chiffre de cent francs.

Mais il y aura telle station thermale, dont l'établissement donnera progressivement toute sorte de craintes sérieuses, pour le médicament, si l'on n'y fait des travaux estimés de 6 à 7,000 francs. Seulement, l'objet de ces craintes n'est connu que de son médecin, et le maître ajourne indéfiniment. En attendant les malades arrivent toujours de confiance, et s'en reviennent de plus en plus, comme ils étaient venus.

Tout ceci n'est que suppositions sans doute; mais elles ne répugnent pas d'entrer, dans l'ordre des choses possibles. Nous nous en permettrons encore une autre :

Il est, enfin, telle station, dont le volume des eaux, suffisant il y a quelques années, est devenu de beaucoup insuffisant à la consommation actuelle. Sous l'ancien régime l'inspection médicale aurait donné le bon conseil à la propriété d'élargir l'ouverture de la source principale, ou d'approprier les eaux perdues d'une source voisine ; sous le nouveau régime, qui s'opposera à ce qu'on subvienne au déficit en diluant la qualité de l'eau minérale dans l'eau du ruisseau qui passe au pied de l'établissement, si l'initiative du propriétaire est sans contre poids ou si le médecin est son inspecteur à lui ?

Habitude, incurie, caprice, indifférence, calcul, etc, toutes ces choses fourniraient de nombreux possibles de la même espèce, si nous voulions plus abondamment prouver que le régime nouveau sacrifiera aux libertés de quelques-uns toutes les garanties dues à la bonne confiance de ce qu'il y a de plus général et cher ici-bas, la santé et la vie.

Avec la raison : *que le public se défende lui-même*, le libre-échange a encore celle-ci à son usage : *les établissements en défaut périront*. Mais, à la menace de cet argument, tels propriétaires répondront peut-être qu'il y a dix ans, qu'ils vont ainsi, et que leurs successeurs feront mieux, s'ils le jugent.

Il est une possibilité, par exemple, qui ne saurait entrer dans nos prévisions, quoiqu'on ne se soit pas fait difficulté de la regarder comme d'une réalité future assez probable, grâce au progrès : c'est l'entente qui rendrait communs et solidaires les intérêts du médecin et du propriétaire dans l'exploitation des eaux et des malades ! Nous ne croyons pas que cette déplorable idée vienne de l'imagination d'un médecin qui honore la profession. Pour nous, elle répugne à nos sentiments, et nous ne l'aurons citée que pour la rejeter loin de nous.

Mais il n'en est pas de même d'une autre possibilité, qui nous paraît susceptible d'une certaine justification à la rigueur. On présume donc que au lieu de voir comme sous l'ancien régime le médecin payé par le propriétaire, on verra sous le nouveau le propriétaire payé par le médecin. Le renversement des choses doit avoir ses effets jusqu'au bout.

Le fait n'est peut-être pas répréhensible en droit ; il semble rationnel même que celui qui a chez lui une position lucrative à donner, en tire un parti raisonnable.

Mais quelle porte ouverte aux conséquences, quand on songe que, le bon plaisir du propriétaire faisant des inspecteurs, il peut advenir que ces positions médicales soient mises par lui au concours du plus offrant ! Et qui répond que l'enchère n'aura pas lieu tous les ans. On parle déjà d'un fermier qui n'escompte pas à moins de cinq mille francs l'inspection médicale de son établissement, supposant qu'elle en rapporte dix mille à son titulaire actuel.

Le partisan des libertés industrielles se complaît sans doute dans la perspective de ce libre échange en action ; mais vous qui savez ce que l'honneur est à la médecine, ne permettez pas de grâce qu'il soit mis à une si rude épreuve !

Laissons les réflexions et poursuivons.

Cett adjudication doit avoir ses conditions. On comprend en effet que dans les établissement près desquels se rendront plusieurs médecins, celui qui paye si chèrement la faveur du fermier, puisse se réserver de lui l'exclusion plus ou moins complète de ses émules à la pratique. Or, le propriétaire, maître absolu chez lui, peut s'engager à tout, même à interdire l'entrée de son établissement à tel ou à tous les médecins qu'il importe d'exclure de la concurrence.

Voici donc que le fermier et son médecin restent seuls maîtres de l'établissement, liés par convention en règle et inattaquable. Quant aux autres médecins, ils restent à la porte, pour témoigner sans doute des bienfaits de la liberté, promis par le régime nouveau.

A propos, et les malades pauvres, gratuits ou honorant pauvrement la médecine, qui est-ce qui va les soigner dans leurs bains, sous une inspection dont l'emploi revient à cinq mille francs, et lorsqu'il n'y aura pas d'autre médecin que l'inspecteur du propriétaire ou du fermier ?

Il est un vieux règlement de police sanitaire qui a prévu le cas où un pharmacien aurait chez lui un médecin pour donner des consultations et faire des ordonnances. Le cas ne serait pas sans quelque analogie avec celui qui nous occupe; mais, que dis-je, le régime des libertés nouvelles ne va-t-il pas s'étendre à la pharmacie elle-même?

Nous en passons sans doute, pour en finir plus tôt avec les possibilités; mais après avoir dit que la propriété n'aurait pas cessé d'être dans son droit en les réalisant toutes, il nous reste à dire ce qui, sous le régime nouveau, pourrait justifier ce droit, si on lui demandait une justification morale.

Voyons, dis-je, où serait l'excuse du propriétaire, s'il en agissait ainsi.

§ X. *Moins l'inspection medicale de l'État, les eaux minérales ne sont qu'un produit industriel comme un autre.*

Rappelons-nous bien ici que ce qui rendait respectable le médicament des eaux minérales, c'était l'intérêt d'utilité générale que leur portait l'administration supérieure ; c'était la haute protection dont elle les couvrait par le fonctionnaire spécial qui la représentait près des sources. Si les eaux s'imposaient donc à l'estime de leur propriétaire ; s'il devait les regarder comme un produit du sol différent de tous les autres, c'est par la considération que l'État avait pour elles en vue du bien public, dont il répond en France.

Or, le respect des Eaux minérales en tant que médicament ayant sa raison majeure dans l'honneur du patronnage qui les couvrait, que va devenir ce respect, et que va devenir ce médicament aux yeux du propriétaire, lorsque l'état, jugeant son patronnage plus qu'inutile, superflu, en aura fait l'abandon volontaire ?

La réponse est dans la question elle-même ainsi posée. Lorsque l'État lèvera l'exception honorable qu'il faisait pour les eaux entre tous les autres produits de la terre, la propriété et la ferme seront justifiées d'en user comme de ces autres produits.

Ajoutez maintenant l'opinion fausse dont le libre-échangiste insinue l'argument spécieux, à savoir, que si les eaux minérales sont des médicaments, elles sont en tout cas des médicaments sans conséquence, et dites-vous ce qui reste aux propriétaires pour estimer ou respecter leurs sources et leurs baignoires autrement que ce dont on fait partout trafic et marchandise?

L'administration publique se retirant des eaux avec son inspection médicale, celle-ci n'y fût-elle qu'un prestige aussi bien qu'elle y est une vérité efficace, les propriétaires peuvent se considérer comme des industriels vendant leur eau tout à fait de même que le propriétaire voisin vend son sucre ou sa fécule.

Il serait bien bon, ma foi, le fermier, qui paye déjà si cher sa ferme, s'il ne profitait pas de cet abandon pour se dédommager de l'honneur qu'on supprime à son établissement.

Déchues donc comme médicament protégé, les eaux se relèvent comme marchandise libre ; et la propriété est justifiée de toutes les industries qu'elle en pourra faire.

Si les établissements thermaux ne sont pas des établissements industriels, ce que l'on n'a pas assez fait remarquer, si, dis-je, vous voyez à leur tête des hommes qui ne craignent pas d'y mettre toute l'aristocratie de leurs noms, c'est qu'on y exploite un médicament, au lieu d'y exploiter les cuirs ou la laine. C'est bien différent si on y songe. Il faut s'étonner même qu'ils n'aient point protesté contre l'usage à leur égard du mot *exploitation;* car, on n'exploite pas un médicament, s'il n'est pas décent d'exploiter la santé publique.

Sous tous les aspects donc vous verrez se réfléchir dans cette question, l'honneur du médicament. Or, cet honneur venait d'en haut. Quand par son abandon le gouvernement aura laissé traduire que les eaux ne valent pas la peine de son inspection protectrice, les fermiers auront le droit de penser que l'âge des restrictions est passé, et ils répareront le temps perdu ; la réaction est dans la logique des choses.

Nous avons voulu donner une raison d'excuse ou la justification morale des propriétaires et des fermiers qui détourneraient les eaux de leur destination primitive ; le lecteur attentif verra si nous avons atteint ce but.

Il est encore une autre raison d'excuse, que nous voulons signaler en passant.

L'estime d'une chose est proportionnelle à l'étude spéciale qu'on en fait pour sa profession ; ainsi, par exemple, un avocat doit estimer et respecter les lois plus qu'un autre.

Immédiatement appliquée à notre objet, cette règle signifie que les propriétaires et les fermiers en général, n'ayant fait aucune étude spéciale, pharmaceutique ni thérapeutique, de leurs eaux, ne sont engagés avec elles par aucun de ces liens moraux que donne une science professionnelle ; en d'autres termes, qu'ils ne leur doivent ni cette estime ni ce respect qu'un pharmacien et un médecin doivent à un médicament.

En cet état de choses, il fallait maintenir tout ce qui pouvait inspirer ces sentiments, et craindre comme un malheur tout ce qui pouvait y porter atteinte. Eh bien ! le moyen d'obtenir ce double objet ne serait certainement pas de supprimer la protection supérieure que l'état exerce sur les eaux au moyen de l'inspection médicale; car elle seule pouvait suppléer à ce qui manque, ou du moins l'inspirer de confiance.

Mais si cela est utile pour le propriétaire, à combien plus forte raison le serait-il pour le fermier, d'ordinaire moins apte par son éducation à comprendre ce sentiment et plus porté par ses intérêts à ne pas trop y sacrifier.

Nous cherchions, je crois, une excuse justificative de la conduite du propriétaire à l'égard de ses eaux considérées comme médicament, nous en avons trouvé deux : la première est celle qu'il peut déduire de la conduite du gouvernement qui leur retire protection et surveillance, la seconde celle de sa propre ignorance du sujet.

§ XI. *La prospérité des établissements ne résistera pas aux éventualités possibles sous le nouveau régime.*

Pour faire suite aux hypothèses sur les pires possibles que nous avons signalés au paragraphe précédent, voyons en bonne pratique si les fruits de la liberté nouvelle, née sur les ruines de l'inspection médicale de l'Etat, vont tourner, comme on le promet, au profit des Eaux minérales et des établissements qu'elles forment.

Procédons toujours brièvement, en allant d'emblée des principes à leurs dernières conséquences ; d'autre diront les termes moyens, s'il y a lieu.

Qu'elle est sans contredit la raison des succès d'un médicament ? Il y en a deux : qu'il guérisse n'est que la seconde ; qu'il mérite la confiance des médecins est la première.

Avant que le médicament guérisse, il faut que le médecin l'ordonne ; pour l'ordonner, il faut qu'il le croie vrai ; qu'il y ait confiance en un mot.

Les médecins, dit-on, ordonneront toujours les eaux minérales. Je le crois, aux conditions que je pose. Les médecins ont de plus en plus ordonné les eaux minérales sous les garanties que le régime protecteur de l'inspection devait leur inspirer. Telle est, selon nous, l'explication des prospérités progressives des établissements thermaux.

Mais soumettez aux médecins les plus dévoués aux vertus curatives des eaux la petite série des possibilités que nous avons déroulée ci-devant, et toutes les assurances de prospectus qu'on leur donnera touchant le médicament, deviendront insuffisantes pour édifier leur confiance.

Un fait éclatant, tout à notre portée, nous donnera une idée de ce que vaut la confiance médicale en matière de médicament : il y a cinq cents pharmacies dans Paris ; or sur ce nombre, dix au plus jouissent d'une prospérité sans comparaison avec les autres. Toutes ne méritent donc pas la même confiance ? si fait, seulement les dix incomparables la possèdent un tant soit peu plus. Il n'en faut pas davantage pour expliquer leur succès.

Tout est de confiance dans un établissement thermal, depuis les eaux à la source, jusqu'à la moindre de leurs nombreuses applications thérapeutiques. Où sont les gages préalables donnés à cette confiance en dehors de l'inspection médicale de l'Etat ?

Un fermier trop libre de servir ses intérêts sur la propriété; un médecin pas assez indépendant pour y obvier ; des eaux qui rapporteraient d'autant plus qu'elles seraient moins respectées; un remède tourné en marchandise à débit, etc., une seule de ces possibilités en perspective suffirait pour conjurer à jamais la confiance des médecins qui envoient aujourd'hui le plus de malades aux stations thermales.

Il en est des médicaments, et des eaux minérales surtout, comme de la femme de César : le soupçon ne doit pas être prévu; et ici tout est possible, en attendant la réalité.

Ceux qui croient à la liberté jusqu'au point de penser qu'il n'en peut sortir que du bien, n'en ont pas essayé l'hypothèse sur une matière médicamenteuse qui a un propriétaire et qui peut avoir un fermier.

Mais les pharmaciens dont nous venons de parler sont des propriétaires de médicaments. Cela est vrai ; mais j'ai dit leur différence et je la maintiens bonne. D'ailleurs, les pharmacies ne sont pas sans inspection médicale.

Je le répète donc, les médecins, qui envoient leurs clients prendre les eaux minérales, n'ont qu'une vraie garantie pour leur confiance, et elle leur suffit : c'est la présence d'un médecin inspecteur, indépendant comme un fonctionnaire public qu'il est. Point d'inspecteur fonctionnaire, point de confiance médicale. Au déclin de celle-ci vous pouvez mesurer le déclin des prospérités de la station thermale et du pays qu'elle honorait.

Que le bruit coure d'un établissement, où le fermier répond seul, sur sa conscience de fermier, de la pureté des eaux, et quand celui-ci serait le plus honnête homme du monde, je ne donne pas cinq ans à la station, pour perdre le fruit des dix dernières années qu'elle vient de traverser glorieusement.

J'oubliais qu'à la place de l'inspection médicale, il restera toujours un article de loi contre la tromperie sur la nature de la chose vendue. Les eaux minérales, réduites à la sauvegarde de cet article, n'y résisteraient pas, si vous songez qu'elles vivent de confiance; ce n'est pas avec la peur qu'on sauve un médicament, mais avec l'honneur. Cet argument est le centre de notre étude; nous y revenons de tous les points de la circonférence , ce qui prouve qu'il est bon.

L'inspection médicale du gouvernement est l'honneur des eaux minérales et de tout ce qui leur tient de près.

En l'absence de cette inspection supprimée, se dressent les possibilités auxquelles donnent lieu les libertés de la propriété, lesquelles sont mortelles pour la confiance des médecins. Nous venons de dire ce qu'elles peuvent produire.

Les propriétaires sont des ingrats pour le passé ; qu'ils y réfléchissent pour l'avenir.

Les médecins libres, exerçant aujourd'hui près des sources, sont aveuglés; qu'ils y regardent sainement.

L'Angleterre a vu ses eaux minérales florissantes ; leur décadence actuelle est comtemporaine de la liberté industrielle qu'on leur a appliquée depuis environ trente ans.

Aujourd'hui que l'Angleterre s'occupe de notre inspection médicale pour l'imiter, la France s'occupe de la supprimer pour imiter l'Angleterre. Il vaudrait mieux s'approprier la leçon.

DEUX ARGUMENTS CONTRE L'INSPECTION MÉDICALE DES EAUX, QUI DEMANDENT UNE RÉPONSE.

Au nombre des arguments qui se sont produits, en ces derniers jours, contre l'inspection médicale, nous en avons remarqué deux qui, à raison de leur provenance, exigent une réponse.

Le premier vient des propriétaires et peut être résumé en cest ermes :

*Les Établissements thermaux sont majeurs... La moralité des propriétaires vaut toutes les inspections médicales et peut s'en passer.*

Si par majorité des établissements thermaux on entend que leurs propriétaires sont devenus au contact d'une inspection séculaire, assez forts en médecine et en chimie spéciales, on nous dispensera de prouver qu'il y a là une illusion. Les progrès qui transforment sous nos yeux l'hydrologie médicale ne sont pas près de reconnaître la légitimité de cette émancipation.

Sans parler de la pulvérisation des eaux, qui porte avec elle tout un nouveau régime thermal, que savent dans l'espèce messieurs les propriétaires de plus que sous Henri IV pour s'affranchir du concours de l'inspection médicale ?

Ils prennent, sans doute, un médicament pour un produit de pure industrie, ce qui serait leur ruine, ainsi que nous croyons avoir démontré au dernier paragraphe de notre étude.

Quant à leur moralité, qu'ils pensent valoir mieux que toutes les inspections de l'État, c'est une autre question. Il est certain que si M. le comte de... et M. le marquis de... pouvaient répondre qu'ils seront toujours là, ou qu'ils n'auront que des successeurs et des fermiers dignes d'eux, on pourrait, sauf les considérations ci-devant émises, fonder beaucoup sur cette garantie morale. Mais l'administration supérieure, qui ne compte que sur ce qui dure, ne peut pas fonder sur ce qui change si facilement que les hommes ; les bons propriétaires sont mortels, et les établissements leur survivent.

L'autre argument, qui vient de nos confrères peut se résumer ainsi :

*Tous les médecins seront égaux devant les eaux minérales, comme ils le sont devant la Faculté.*

La réponse à cet argument est écrite à la page 22. Que nos confrères veuillent bien se figurer que, lorsqu'il n'y aura plus de médecins inspecteurs de l'Etat, il y aura des médecins inspecteurs du propriétaire ou du fermier, et alors... Alors, d'égaux et libres qu'ils sont aujourd'hui au-de dans de l'établissement, il est bien possible qu'ils ne soient plus libres et égaux qu'au dehors. Pour rêver d'égalité et de liberté sur ce changement d'inspection, il faudrait s'assurer que les intérêts privés d'une ferme leur donneraient plus de garanties que les intérêts généraux du gouvernement.

Qu'ils comparent et ils verront.

# TABLE.




Imp. Moquet rue des Fossés-St-Jacques, 11.